BEI GRIN MACHT SICH IHR
WISSEN BEZAHLT

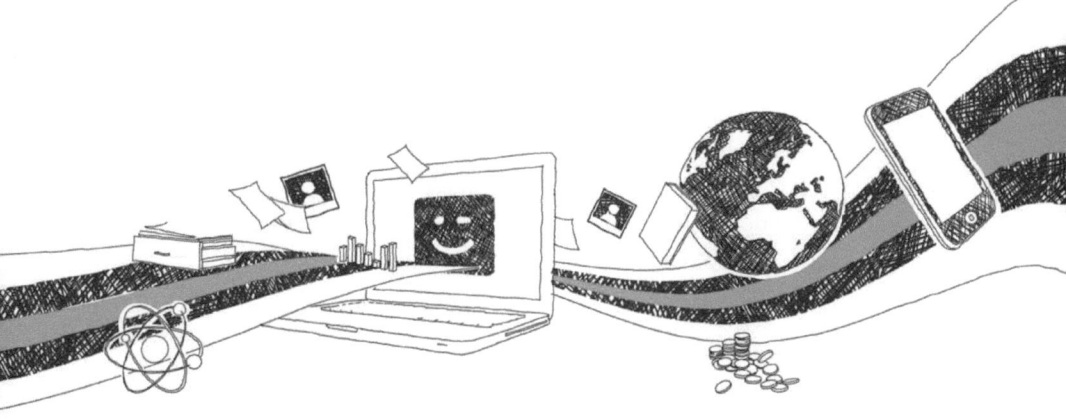

- Wir veröffentlichen Ihre Hausarbeit,
  Bachelor- und Masterarbeit

- Ihr eigenes eBook und Buch -
  weltweit in allen wichtigen Shops

- Verdienen Sie an jedem Verkauf

Jetzt bei www.GRIN.com hochladen
und kostenlos publizieren

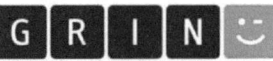

Bibliografische Information der Deutschen Nationalbibliothek:

Die Deutsche Bibliothek verzeichnet diese Publikation in der Deutschen National-bibliografie; detaillierte bibliografische Daten sind im Internet über http://dnb.d-nb.de/ abrufbar.

Dieses Werk sowie alle darin enthaltenen einzelnen Beiträge und Abbildungen sind urheberrechtlich geschützt. Jede Verwertung, die nicht ausdrücklich vom Urheberrechtsschutz zugelassen ist, bedarf der vorherigen Zustimmung des Verlages. Das gilt insbesondere für Vervielfältigungen, Bearbeitungen, Übersetzungen, Mikroverfilmungen, Auswertungen durch Datenbanken und für die Einspeicherung und Verarbeitung in elektronische Systeme. Alle Rechte, auch die des auszugsweisen Nachdrucks, der fotomechanischen Wiedergabe (einschließlich Mikrokopie) sowie der Auswertung durch Datenbanken oder ähnliche Einrichtungen, vorbehalten.

Impressum:

Copyright © 2018 GRIN Verlag
Druck und Bindung: Books on Demand GmbH, Norderstedt Germany
ISBN: 9783668911109

Dieses Buch bei GRIN:

https://www.grin.com/document/460905

Moritz Hoffmann

Verbreitung und Verläufe von ADHS im hohen Erwachsenenalter

GRIN Verlag

GRIN - Your knowledge has value

Der GRIN Verlag publiziert seit 1998 wissenschaftliche Arbeiten von Studenten, Hochschullehrern und anderen Akademikern als eBook und gedrucktes Buch. Die Verlagswebsite www.grin.com ist die ideale Plattform zur Veröffentlichung von Hausarbeiten, Abschlussarbeiten, wissenschaftlichen Aufsätzen, Dissertationen und Fachbüchern.

Besuchen Sie uns im Internet:

http://www.grin.com/

http://www.facebook.com/grincom

http://www.twitter.com/grin_com

IB-Hochschule Berlin

Angewandte Psychologie

Gerontopsychologie

Schriftliche Ausarbeitung zum Thema:

Verbreitung und Verläufe von ADHS im hohen Erwachsenenalter

Moritz Hoffmann

6.Fachsemester

Gliederung

„Unsere Welt wäre ohne Menschen mit ADHS ärmer, denn wir brauchen sie als diejenigen, die Innovationen, Revolutionen und Reformen machen, die hinterfragen und den Mut zum „Anders-Sein" haben." (D'Amelio, Retz, Philipsen, Rösler, 2016, S.18)

1. Einführung

Das Krankheitsbild des Aufmerksamkeits-Defizit-Hyperaktivitäts-Syndroms (ADHS) hat in den letzten Jahren eine hohe Relevanz innerhalb der Gesellschaft erlangt und wurde vermehrt Gegenstand wissenschaftlicher Untersuchungen. Eine lange Zeit hielt man ADHS für eine psychische Störung des Kindes- und Jugendalters. Es hat sich jedoch gezeigt, „dass die im Kindesalter beginnende ADHS-Symptomatik nicht nur in das junge Erwachsenenalter persistieren kann, sondern dass die Betroffenen bis in die höheren Lebensdekaden von ADHS-assoziierten Beeinträchtigungen berichten" (Philipp-Wiegmann & Supprian, 2015, S.1). Zu der ADHS-Symptomatik im hohen Erwachsenalter gibt es momentan noch wenig Informationen, da bisher kein Bewusstsein für die Störung im Alter vorherrschte. In der vorliegenden Arbeit soll ein Überblick über den bisherigen Wissenstand der Forschung, über die Verbreitung und den Verlauf der ADHS im hohen Erwachsenenalter gegeben werden. Des Weiteren soll ein Vergleich zur ADHS-Symptomatik in früheren Lebensdekaden gezogen werden.

2. Das Aufmerksamkeits-Defizit-Hyperaktivitäts-Syndrom(ADHS)

Das Aufmerksamkeits-Defizit-Hyperaktivitäts-Syndrom (ADHS) gehört zur Gruppe der Entwicklungsstörungen und stellt zusammen mit den aggressiven Verhaltensstörungen die häufigste psychische Störung im Kindesalter dar (Döpfner, Frölich, Lehmkuhl, 2013). Im folgenden Abschnitt soll ein Einblick in das Störungsfeld der ADHS gegeben werden.

2.1. Erscheinungsbild und Prävalenz

Eine ADHS ist durch drei Kernsymptome charakterisiert. Dazu zählen die Störung der Aufmerksamkeit/Konzentration, Hyperaktivität und eine erhöhte Impulsivität.

Unter der Aufmerksamkeits-/Konzentrationsstörung wird verstanden, dass es Betroffenen schwerfällt Gesprächen zu folgen, sie vergesslich sind und häufig Gebrauchsgegenstände verlegen oder verlieren, eine erhöhte Ablenkbarkeit aufweisen und Schwierigkeiten haben sich auf schriftliche Aufgaben zu konzentrieren (D'Amelio, Retz, Philipsen & Rösler). Die Hyperaktivität äußert sich in einem Gefühl der inneren Unruhe und Nervosität, sowie Schwierigkeiten sich zu entspannen und längere sitzende Tätigkeiten auszuführen (z.B. Schreibtischarbeit, Zeitung lesen, Spielfilme ansehen) (D'Amelio, Retz, Philipsen & Rösler). Zur Impulsivität wird das Unterbrechen anderer im Gespräch, die Schwierigkeit, Handlungen nach Plan umzusetzen, Ungeduld, Risikofreudigkeit, eine erhöhte Spontanität und das Sprechen, Handeln und Entscheidungen treffen, ohne sich lange über die Folgen Gedanken zu machen, gezählt (D'Amelio, Retz, Philipsen & Rösler).

Diese Symptome können bereits vor dem sechsten Lebensjahr auftreten und sind in verschiedenen Situationen zu beobachten z.B. in der Familie, Kindergarten/Schule. Eine deutliche Symptomatik zeigt sich meist zum Beginn der Schulzeit, da dort die Anforderungen an das Kind steigen (D'Amelio, Retz, Philipsen & Rösler). Die spezifische Diagnostik nach ICD-10 und DSM-V wird jedoch erst ab einem Alter von sechs Jahren empfohlen. Für die Diagnose müssen die Störungen laut DSM-V mindestens sechs Monate bestehen und bereits vor dem Alter von 12 Jahren auftreten. Es müssen mehrere Symptome der Unaufmerksamkeit und des Hyperaktiv-Impulsiven Verhaltens vorliegen, welche in einem Ausmaß auftreten, das nicht dem Entwicklungsstand entspricht und sich negativ auf die sozialen und schulischen/beruflichen Aktivitäten auswirkt. Zudem muss ausgeschlossen werden, dass die Symptome aufgrund einer anderen psychischen Störung (z.B. affektive Störung, Schizophrenie) bestehen. Die Aufmerksamkeitsstörungen zeigen sich vor allem in drei Ausprägungen: Dem vorwiegend unaufmerksamen Typ – auch als ADS bezeichnet, dem vorwiegend hyperaktiven Typ und dem gemischten Typ. Das DSM-V nimmt folgende diagnostische Einteilung vor:

F90.2 Gemischtes Erscheinungsbild

F90.0 Vorwiegend Unaufmerksames Erscheinungsbild

F90.1 Vorwiegend Hyperaktiv-Impulsives Erscheinungsbild

Für die Aufmerksamkeitsstörungen liegen laut DSM-V verschiedene Schweregrade vor, welche sich aus der Anzahl der vorhandenen Symptome ergeben. ADHS ist häufig durch eine hohe psychische Komorbidität begleitet, welche sich z.B. in Störungen des Sozialverhaltens, Depressionen oder in Angst- und Lernstörungen äußern können

(Göbel et al., 2018). Das Ausmaß der Beeinträchtigung wird durch den Schweregrad, durch weitere psychische Erkrankungen (z.B. Depression oder Sucht) und die sozialen Bedingungen (z.B. Partnerwahl oder familiäres Umfeld) der Betroffenen bedingt (Hesslinger, Philipsen, Richter, 2004). Die betroffenen Kinder und Jugendlichen sind im schulischen und sozialen Bereich erheblich beeinträchtigt, da ihre Lernprozesse durch ihr impulsives und unaufmerksames Verhalten deutlich erschwert werden und ihre emotionale Impulsivität oftmals eine Hürde im Schließen und Aufrechterhalten von Freundschaften darstellt. (Thümmler, 2015). ADHS wird deutlich häufiger bei Jungen diagnostiziert und circa 60 – 70 % der Betroffenen weisen einen chronischen Verlauf mit persistierenden Symptomen über die Lebensspanne auf (Göbel et al., 2018). Laut der KiGGS-Studie (Göbel, Baumgarten, Kuntz, Hölling,Schlack, 2018), welche die Gesundheit von Kindern und Jugendlichen in Deutschland untersucht, haben 4.4% der Befragten 3- bis 17-jährigen eine ADHS-Diagnose erhalten. Die Daten der repräsentativen Querschnittsstudie wurden von 13.270 Heranwachsenden aus Deutschland erhoben. Laut Polanczyk et al. (2007) liegt die weltweite durchschnittliche Prävalenzrate für Kinder und Jugendliche bei 5,29 % und bei 4,4% im Erwachsenenalter. „Zu den Risikofaktoren im Kindesalter zählen neben genetischen Faktoren (z.B. Temperamentsmerkmale) auch verschiedene umgebungsbezogene Faktoren (z.B. ein mütterlicher Substanzmissbrauch)" (Petermann, Philipsen, 2018, S. 203).

Über die Ursachen der ADHS gab es in den letzten Jahren verschiedene Theorien, die meist einen monokausalen Ansatz verfolgten. Neuere Ergebnisse zeigen jedoch, dass es keinen singulären Verursachungsfaktor der ADHS gibt, sondern mehrere Faktoren – wie zum Beispiel eine genetische Prädisposition und ein gestörter Neurotransmitterstoffwechsel – in Kombination zur ADHS führen können (Gawrilow, 2016). „Es ist wahrscheinlich, dass die gestörte Entwicklung in den meisten Fällen multifaktoriell bedingt ist" (Banaschewski, Retz & Rösler, 2004, S. 143). Zu den möglichen Risikofaktoren zählen neben genetischen Dispositionen und einer Störung des Neurotransmitterstoffwechsels auch Exogene Risikofaktoren wie z.B. Infektionen, Umwelteinflüsse, Ernährung, Genussgifte oder psychosoziale Problemlagen etc. (Banaschewski et al., 2004). Durch die unterschiedliche Ursachenkausalität lässt sich die Verschiedenartigkeit der Ausprägung der Symptomatik erklären. (Banaschewski et al., 2004). Im weiteren Verlauf der Arbeit soll auf einen möglichen Erklärungsansatz vertieft eingegangen werden.

3. ADHS im hohen Erwachsenenalter

ADHS wurde lange Zeit als Erkrankung des Kindes- und Jugendalters betrachtet, jedoch persistieren bei ca. 60 % der Betroffenen die Symptome bis ins Erwachsenenalter hinein (Klöppel & Jessen, 2018). Die ADHS ist durch einen altersbedingten Symptomwandel gekennzeichnet und erfordert somit unterschiedliche Interventionsansätze für die jeweilige Altersklasse der Patienten. Die Studien zu ADHS im Erwachsenenalter wurden größtenteils mit jungen Erwachsene (< 40 Jahre) durchgeführt. Über die Erwachsenengruppe im hohen Alter (> 60 Jahre) ist bisher wenig bekannt hinsichtlich des Auftretens und der Ausprägung von ADHS (Klöppel & Jessen, 2018). Im folgenden Abschnitt soll ein Überblick über die bisher bestehenden Informationen bezüglich der ADHS im hohen Erwachsenenalter gegeben werden.

3.1. Symptome und Diagnostik

ADHS wird bei Senioren nur selten diagnostiziert was auch daran liegen könnte, dass in den bisherigen Diagnosesystemen (ICD-10 und DSM-IV) die Kriterien für eine ADHS Diagnose auf Kinder und Jugendliche ausgerichtet war. Im DSM-V (American Psychiatric Association, 2013) wurden erstmals erwachsentypische Symptomausprägungen ergänzt (Klöppel & Jessen, 2018). Wender (1998) hat erwachsenenspezifische Kriterien für die ADHS formuliert, welche in der folgenden Tabelle dargestellt sind:

Kriterium	Symptome
Aufmerksamkeitsstörung	Unvermögen, Gesprächen zu folgen; Ablenkbarkeit; Schwierigkeiten, sich auf Schriftliches zu konzentrieren; Vergesslichkeit; häufiges Verlieren von Gegenständen
Motorische Hyperaktivität	Gefühl innerer Unruhe; Unfähigkeit, sich zu entspannen oder sitzende Tätigkeiten durchzuhalten; dysphorische Stimmungslage bei Inaktivität
Affektlabilität	Häufige und schnelle Stimmungswechsel innerhalb von Stunden und Tagen
Desorganisiertes Verhalten	Unzureichende Planung und Organisation von Aktivitäten; planloses Wechseln von einer Aufgabe zur nächsten, ohne dass eine

	Aufgabe tatsächlich abgeschlossen wurde; Probleme beim Zeitmanagement
Affektkontrolle	Permanente Reizbarkeit; geringe Frustrationstoleranz; Wutausbrüche
Impulsivität	Dazwischenreden; Ungeduld; kaum überdachte Handlungen
Emotionale Überreagibilität	Kein adäquater Umgang mit alltäglichen Stressoren; überschießende oder ängstliche Reaktionen

Tab. 1: Wender-Utah-Kriterien (nach Klöppel & Jessen 2018: 272, Darstellung nach Wender, 1998)

„ADHS ist eine dimensionale Störung, bei der die Kernsymptome nicht gleichförmig über die Lebenszeit vorhanden sein müssen" (Banaschewski et al., 2013, S.8). Die drei Kernsymptome der ADHS (Aufmerksamkeit, Impulsivität und Hyperaktivität) prägen zwar das klinische Bild, zeigen aber eine Veränderung der Ausprägung über die Lebensspanne (Banaschewski et al., 2013). Die Hyperaktivität und Impulsivität erleben ihre deutlichste Ausprägung im Kindes- und Jugendalter und verlieren mit zunehmendem Alter an Intensität, während die Aufmerksamkeitsstörung eine hohe Persistenz aufweist (Banaschewski et al., 2013). Betroffene im hohen Alter berichten häufig von einer inneren Unruhe, infolgedessen sie versuchen Situationen zu vermeiden die z.B. mit Stillsitzen oder Konzentration verbunden sind, was zu sozialer Isolation führen kann (Philipp-Wiegmann & Supprian, 2015).

Zur Erfassung der spezifischen Kriterien der AHDS im Erwachsenenalter stehen folgende, in der Tabelle dargestellten, validierten psychometrischen Verfahren zur Diagnostik zur Verfügung:

Messinstrumente	Art des Verfahrens
Adult-ADHD-Self-Report-Scale-v1.1 (ARS)	Selbst- und Fremdbeurteilungsverfahren, WHO-autorisiert
Conners Skalen zu Aufmerksamkeit und Verfahren für Erwachsene (CAARS)	Selbst- und Fremdbeurteilungsverfahren
Homburger ADHS-Skalen für Erwachsene (HASE)	Selbst- und Fremdbeurteilungsverfahren
Integrierte Diagnose der ADHS im Erwachsenenalter (IDA)	Selbst- und Fremdbeurteilungsverfahren
ADHS Screening für Erwachsene	Selbstbeurteilungsverfahren

(ADHS-E)	
Kölner ADHS-Test für Erwachsene (KATE)	Selbstbeurteilungsverfahren

Tab. 2: Deutschsprachige validierte Fragebögen für Erwachsene (nach Klöppel & Jessen 2018: 272, Darstellung nach Gross, Figge, Matthies & Philipsen, 2015)

Neben den typischen ADHS-Symptomen ist das Auftreten komorbider psychiatrischer Störungen über die Lebensspanne häufig zu beobachten, wobei das Risiko für eine Depression vor allem bei älteren Erwachsenen erhöht scheint (Klöppel & Jessen, 2018). Die Ergebnisse der Studie „The prevalence and correlates of Adult ADHD in the United States: Results From the National Comorbidity Survey Replication" (Kessler et al., 2006) legen nahe, dass affektive Erkrankungen, Angsterkrankungen, Suchterkrankungen und Persönlichkeitsstörungen häufig als komorbide Störungen der ADHS im Erwachsenenalter auftreten.

3.2. Ursachen und Erklärungsansatz

Da die Wurzeln der ADHS im Kindesalter liegen, haben die Betroffenen im Erwachsenenalter eine lange, durch viele Schwierigkeiten geprägte, Vorgeschichte (Lauth & Minsel, 2009). Forschungsergebnisse belegen, dass ADHS als Ausdruck einer mangelnden Selbststeuerung gesehen werden kann (Lauth & Minsel, 2009). Den Betroffenen fehlt es an Kontrolle über ihre Handlungen, was sich in ungenauem Planen, leichter Ablenkbarkeit, hohem Risikoverhalten und Verschieben oder Vergessen von wichtigen Terminen oder Aufgaben äußert. Dies hat zur Folge, dass den Betroffenen oft Fehler unterlaufen und sie auf Dauer den Erwartungen ihrer Umwelt nicht genügen können, was die Symptomatik in vielen Fällen verstärkt (Lauth & Minsel, 2009). „Selbststeuerung setzt verschiedene psychologische Prozesse voraus: Eine längerfristige Vorausplanung, die Orientierung an weiterreichenden Zielen, das Durchdenken von Handlungsfolgen, den Entwurf von erfolgsversprechenden Alternativen, die Prüfung von Handlungsimpulsen und die Hemmung von ungeeigneten bzw. zu kurzfristigen Impulsen" (Lauth & Minsel, 2009, S.25). Um diese Prozesse adäquat auszuführen ist es wichtig, dass das Gehirn auf funktionierende neuronale Schaltkreise zurückgreifen kann, welche die dazugehörigen neuropsychologischen Funktionen steuern (Lauth & Minsel, 2009).
Die Schwierigkeiten in der Selbststeuerung treten im Kindes- und Jugendalter in Form von unstrukturierten Herangehensweisen an Aufgaben, Unkonzentriertheit und Impulsivität auf. Die Betroffenen müssen deswegen verstärkt angeleitet werden (z.B.

durch Ermahnungen, Erinnerungen, Absprachen etc.) (Lauth & Minsel, 2009). Diese Verhaltensmuster setzen sich im Laufe des Lebens fort und führen dazu, dass wichtige psychologische Fähigkeiten (z.B. Problemlösen oder Impulskontrolle) nicht adäquat erlernt wurden und die Symptome der ADHS weitgehend konstant bestehen bleiben (Lauth & Minsel, 2009). Betroffene sind deshalb häufig auf die Hilfe von anderen und eine Strukturierung von außen angewiesen.

Nach dem in Abbildung 1 aufgezeigten „Bedingungsmodell ADHS bei Erwachsenen" (Lauth & Raven, 2009) sind die Entstehung und der Verlauf der ADHS von mehreren Faktoren abhängig. Den ersten Faktor bildet die Biologische Vulnerabilität, welche sich in einer mangelnden Aktivierungssteuerung, in Mängeln bei der zentralnervösen Reizübertragung, einer unzureichenden Inhibitionskontrolle oder in genetischen Besonderheiten äußern kann (Lauth & Raven, 2009). Den zweiten Risikobereich stellt die soziale Umwelt dar. Zu den ungünstigen Umweltbedingungen zählt eine unzureichende Anleitung durch Bezugspersonen (Eltern, Erzieher, Lehrer etc.), geringe soziale Anreize, fehlende positive Verstärkung und ein negativer Attributionsstil (Lauth & Minsel, 2009). „Die genannten Umstände und Bedingungen bringen Erlebensweisen, Situationswahrnehmungen, Verhaltensbereitschaften, Motivationsstrukturen und Überzeugungsmuster beim betroffenen Menschen hervor" (Lauth & Raven, 2009, S. 23) die sich in Kompetenz-und Performanzdefiziten äußern. Zu den Kompetenzdefiziten gehören z.B. Beeinträchtigungen im nonverbalen Arbeitszeitgedächtnis, in der Selbstregulation von Stimmung und in der Aktivierung und Motivation, die sich z.B. aus einer unzureichenden neuronalen Informationsverarbeitung oder durch eine mangelhafte Anleitung durch Bezugspersonen entwickeln können (Lauth & Raven, 2009). Daraus resultieren Verhaltensweisen wie z.B. das Vergessen von Aufgaben und ein mangelndes Zeitgefühl. Die Performanzdefizite ergeben sich laut Lauth & Minsel (2009) aus motivationalen Gründen, aus mangelnder Vorausplanung und dem Meidungslernen. Betroffene ziehen Verhaltensweisen vor, die eine kurzfristige Belohnung bieten und verschieben somit häufig die wichtigen Handlungen, um das Unbehagen zu minimieren. Sie sind kaum in der Lage zukunftsorientiert voraus zu planen und es fällt Ihnen schwer die negativen Folgen ihrer Handlungen abzusehen. Diese Defizite können ebenfalls auf neurobiologische Grundlagen der Störung zurückgeführt werden (Lauth & Minsel, 2009).

Aus diesen Faktoren ergeben sich die ADHS-charakteristischen Verhaltensweisen wie z.B. Unkonzentriertheit und Ablenkbarkeit, Meidung von misserfolgsbesetzten Situationen, innere Unruhe und vorschnelles und risikoreiches Verhalten (Lauth & Minsel, 2009).

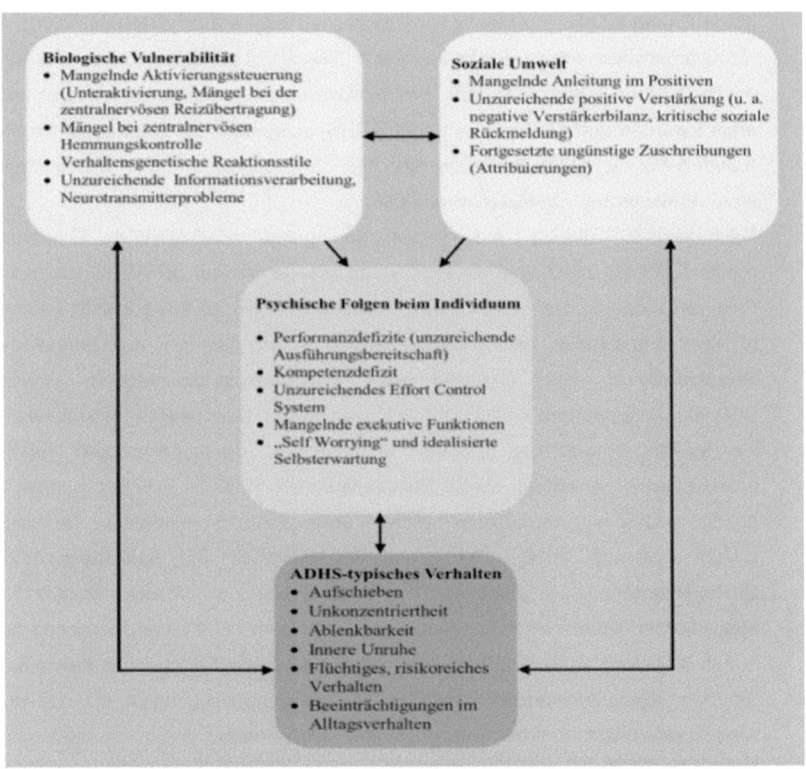

Abb. 1: Bedingungsmodell ADHS bei Erwachsenen (Lauth & Raven, 2009: 20)

3.3. Verbreitung und Verlauf

Die ADHS-Symptomatik unterliegt mit zunehmendem Alter und Entwicklungsprozess einer Veränderung, welche sich in einer reduzierten Symptomausprägung bzw. in einer Abnahme der motorischen Unruhe hin zu einer vermehrten inneren Unruhe und Rastlosigkeit äußern kann. Die Betroffenen leiden verstärkt unter Aufmerksamkeits- und Konzentrationsstörungen, welche zu unterschiedlichen Einschränkungen und Problemen in der Bewältigung des Lebensalltags führen (Philipp-Wiegmann & Supprian, 2015). Über die Entwicklung der ADHS über mehrere Dekaden ist bisher kaum etwas bekannt, da es keine Verlaufsstudien mit Kindern über einen so langen Zeitraum gibt (Supprian, Rösler, Retz-Junginger & Retz, 2011). „Noch ist unklar, ob pathoplastische Effekte durch Reifung und Alterung den Konsolidierungsprozess über mehrere Dekaden beeinflussen können" (Supprian et al., 2011, S.228). Es kann jedoch davon ausgegangen werden, dass Betroffene bei einer über die Lebensspanne bestehenden Symptomatik, Kompensationsstrategien entwickeln (Supprian et al., 2011).

Eine Aussage zur Prävalenz der ADHS im hohen Erwachsenenalter zu tätigen stellt sich aufgrund methodischer Probleme als schwierig dar. „Symptome müssen rückblickend eingeschätzt werden bei Kohorten, die eine Erziehung erhalten haben, die typische ADHS-Symptome der Kindheit nicht als pathologische Dimensionen sondern als „Faulheit", „Verträumtheit", „Frechheit" oder gar als „Dummheit" negativ bewertete" (Klöppel & Jessen, 2018, S.273). Zudem besteht die Möglichkeit, dass Betroffene zusätzlich demenzielle Syndrome entwickeln, die in Kombination mit den neurodegenerativen Abbauprozessen zu einem komplexen Störungsbild beitragen (Supprian et al., 2011). In den vergangenen Jahren gab es erstmals Publikationen, die Zahlen zur Prävalenz der ADHS im hohen Erwachsenalter veröffentlichten. Die Prävalenzraten liegen zwischen 2,2 und 4,8 % (Guldberg-Kjär und Johansson, 2009; Michielsen et al., 2012; Das et al., 2014, zitiert nach Klöpel & Jessen, 2018). In ihrer Stichprobe von 1599 (830 Männer und 769 Frauen) Schweden im Alter von 65-80 Jahren erhielten Guldberg-Kjär und Johansson (2009) eine Prävalenz von 3,3% der ADHS. Darüber hinaus konnte gezeigt werden, dass die Probanden mit ADHS über einen subjektiv schlechteren Gesundheitszustand und größere Probleme in der Kindheit berichteten, als Probanden ohne ADHS. Die Daten wurden mittels einer retrospektiven Selbsteinschätzung durch die Wender Utah Rating Scales (WURS) erhoben. Man kann davon ausgehen, dass es, aufgrund einer erhöhten Mortalität bei Männern infolge der ADHS-assoziierten Risiken und der höheren Lebenserwartung von Frauen im hohen Alter, zu einer Veränderung der Prävalenz von ADHS im Bezug auf die Verteilung auf die Geschlechter kommt und die Prävalenz in älteren Stichproben bei Frauen überwiegt (Supprian et al., 2011).

Zur Behandlung der ADHS im hohen Alter liegen bisher keine adäquaten Interventionsmöglichkeiten vor. Die für die ADHS im Erwachsenenalter zur Verfügung stehenden psychotherapeutischen Verfahren wie z.B. Fertigkeitentraining, Metakognitive Therapie oder Achtsamkeitsbasierte Verfahren sind nicht ohne Weiteres für die Behandlung von Patienten im hohen Alter geeignet, da die speziellen Lebensumstände im Alter mitberücksichtigt werden müssen. Zudem ist die pharmakologische Behandlung der ADHS im hohen Alter bisher noch nicht systematisch erforscht worden und aufgrund des gesundheitlichen Zustands der Patienten nicht immer empfehlenswert (Supprian et al., 2011). Deswegen soll im Rahmen dieser Arbeit nicht näher auf mögliche Behandlungsansätze eingegangen werden.

Im Folgenden soll eine Studie aus dem deutschsprachigem Raum vorgestellt werden, um die vorgestellten Ergebnisse zu überprüfen.

3.4. Studie: AHDS im Alter: Beeinträchtigungen der Alltagsfunktionen bei Senioren mit und ohne ADHS

Die Studie „ADHS im Alter: Beeinträchtigungen der Alltagsfunktionen bei Senioren mit und ohne ADHS" von Rauber (2016) hatte das Ziel die „Lebenszeitprävalenz der ADHS im Seniorenalter anhand einer Studienpopulation in Deutschland zu bestimmen und der Relevanz der Erkrankung im hohen Alter nachzugehen" (Rauber, 2016, S.31). Die Studie wurde anhand einer Stichprobe von 296 Teilnehmern mit einem Mindestalter von 60 Jahren durchgeführt. Die Datenerhebung erfolgte im Zeitraum von April 2009 bis Februar 2010. Das Durchschnittsalter der Probanden betrug 70,72 Jahre und die Stichprobe setzte sich aus 43,92% Männern und 56,08% Frauen zusammen. Die Datenerhebung fand mit mehreren standardisierten Fragebögen zur ADHS-Diagnostik und Interviews aus den „Homburger ADHS-Skalen für Erwachsene (HASE)" von Rösler et al. (2008) und aus dem Arbeitsheft „Attention Deficit Hyperactivity Disorder, A clinical Workbook" von Barkley und Murphy (2006) statt. „Als Maßstab für das Vorliegen einer ADHS wurden die Diagnosekriterien des DSM-IV-TR herangezogen" (Rauber, 2016, S.43).

Aus der Stichprobe von 296 Probanden konnte anhand der Diagnosekriterien bei 11 Personen eine ADHS-Diagnose gestellt werden, woraus sich eine Prävalenz von 3,7% ergibt. In der Gruppe der Probanden mit Symptomen der ADHS überwog der Anteil der Männer mit 63,3% leicht. Es konnte festgestellt werden, dass Probanden mit einer ADHS deutlich mehr Probleme im sozialen Leben haben. Im Bezug auf die Freizeitaktivitäten und das öffentliche Leben konnten keine Beeinträchtigungen gefunden werden. Es konnten signifikante Beeinträchtigungen in den Items „Schwierigkeiten länger zuzuhören", „längere Zeit still zu sitzen", „Routinearbeiten und Alltagsaufgaben in Stresssituationen bewältigen", „starke Ungeduld" und „unharmonische Partnerschaft" gegenüber den Personen ohne eine ADHS gefunden werden. Insgesamt konnte in allen drei untersuchten Lebensbereichen (Tagesablauf, Sozialkontakte, Familienleben) ein signifikanter Zusammenhang zwischen der ADHS im Seniorenalter und den die Lebensqualität beeinträchtigenden Einschränkungen der Alltagsfunktionen beobachtet werden. „Es zeigte sich, dass die Symptome der Kerntrias der ADHS, Unaufmerksamkeit, Hyperaktivität, Impulsivität und der für das Erwachsenenalter definierten UTAH-Kriterien, hier bezogen auf Schwierigkeiten mit dem Temperament und emotionalen Überreagibilität, bis ins Seniorenalter fortbestehen" (Rauber, 2016, S.89).

4. Fazit

Die Studie untermauert die in dieser Arbeit dargestellten Ergebnisse. Die Aufmerksamkeitsdefizit-Hyperaktivitätsstörung unterliegt einem Symptomwandel über die Lebensspanne. Man kann jedoch davon ausgehen, dass die drei Kernsymptome (Aufmerksamkeitsstörung, Hyperaktivität und Impulsivität) bis ins hohe Alter persistieren und für die Betroffenen weiterhin eine Beeinträchtigung in der Alltagsfunktionalität sowie der Lebensqualität vorliegt. Diese Beeinträchtigungen scheinen sich im hohen Alter hauptsächlich aufgrund der vermehrten inneren Unruhe und der Konzentrations- und Aufmerksamkeitsdefizite zu ergeben, die zu vermehrten Problemen im sozialen Kontakt führen. Eine Aussage über die Verbreitung der ADHS im hohen Erwachsenenalter zu treffen, erweist sich in der heutigen Generation als schwierig. Die Symptome müssen rückblickend erfasst werden, da sie zu damaliger Zeit eher als Zeichen von ungehorsam gedeutet wurden und somit keine Daten aus den frühen Lebensjahr vorliegen. Die aus der Studie zu entnehmende Prävalenz der ADHS im hohen Erwachsenenalter und die Ergebnisse der bereits vorgestellten Internationalen Studien legen eine Prävalenz im Bereich von 2% - 5% nahe. Diese Aussage muss in Zukunft durch weitere Forschung in diesem Bereich überprüft werden, um präzisere Aussagen zu der Verbreitung der ADHS im hohen Erwachsenenalter treffen zu können.

Des Weiteren sollte ein diagnostischer Leitfaden zur Erfassung der ADHS im hohen Alter und ihren spezifischen Symptomen, ausgehend von den UTAH-Kriterien, entworfen werden, um spezifische Interventionsmöglichkeiten zu entwickeln. Zu dem muss ein Verständnis für den Verlauf der ADHS und die mögliche Persistenz bis ins Alter geschaffen werden. Dies bedarf weiterer Forschung und psychoedukativer Maßnahmen

für Patienten und professionelle Helfer.

5. Quellenverzeichnis:

- Banaschewski, T., Retz, W., Rösler, M. (Hrsg.). (2013). ADHS bei Erwachsenen: 50 Fragen und Antworten. Stuttgart. Thieme Verlag.

- Banaschewski, T., Roessner, V., Uebel, H. & Rothenberger, A. (2004): Neurobiologie der Aufmerksamkeitsdefizit-/Hyperaktivitätsstörung (ADHS). Kindheit und Entwicklung, 13(3), 137-147.

- D'Amelio, R., Retz, W., Philipsen, A., & Rösler, M. (2016). ADHS im Erwachsenenalter: Strategien und Hilfen für die Alltagsbewältigung. Stuttgart: Kohlhammer Verlag.

- Falkai, P. & Wittchen, H.-U. (Hrsg.). (2015). Diagnostische Kriterien DSM-5. Göttingen. Hogrefe Verlag.

- Gawrilow, C. (2016). Lehrbuch ADHS: Modelle, Ursachen, Diagnose, Therapie (2. Auflage). München. Ernst Reinhardt Verlag

- Göbel, K., Baumgarten, F., Kuntz, B., Hölling, H., & Schlack, R. (2018). ADHS bei Kindern und Jugendlichen in Deutschland–Querschnittergebnisse aus KiGGS Welle 2 und Trends. Journal of Health Monitoring, 3(3), 46-53.

- Guldberg-Kjär, T., & Johansson, B. (2009). Old people reporting childhood AD/HD symptoms: Retrospectively self-rated AD/HD symptoms in a populationbased Swedish sample aged 65-80. Nordic journal of psychiatry, 63(5), 375-382.

- Hesslinger, B., Philipsen, A., Richter, H. (2004). Psychotherapie der ADHS im Erwachsenenalter: ein Arbeitsbuch. Göttingen. Hogrefe Verlag.

- Kessler, R. C., Adler, L., Barkley, R., Biedermann, J., Conners, C. K., Demler, O., ... & Spencer, T. (2006). The prevalence and correlates of adult ADHD in the United States: results from the ANtional Comorbidity Survey Replication. American Journal of psychiatry, 163(4), 716-723.

- Klöppel, S., & Jessen, F. (Hrsg.). (2018). Praxishandbuch Gerontopsychiatrie und - psychotherapie: Diagnostik und Therapie im höheren Lebensalter. München: Elsevier.

- Lauth, G. W., & Raven, H. (2009). Aufmerksamkeitsdefizit/Hyperaktivitätsstörungen (AHDS) im Erwachsenenalter. Ein Review. Psychotherapeutenjournal, 1, 17-30.

- Petermann, F., & Philipsen, A. (2018). ADHS über die Lebensspanne. Zeitschrift für Psychiatrie, Psychologie, und Psychotherapie, 66(4), 203-205.

- Philipp-Wiegmann, F., & Supprian, T. (2015). Wenn Zappelphilipp in Rente geht. Verhaltenstherapie & psychosoziale Praxis, 47(1), 63-76.

- Polanczyk, G., & Rohde, L. A. (2007). Epidemiology of attention-deficit/hyperactivity disorder across the lifespan. Current opinion in psychiatry, 20(4), 386-392.

- Supprian, T., Rösler, M., Retz-Juninger, P., & Retz, W. (2011).
Aufmerksamkeitsdefizit-/Hyperaktivitätssyndrom im höheren Lebensalter.
Psychotherapie im Dialog, 12(3), 228-230.
- Thümmler, R. (2015). ADHS im Schnittfeld verschiedener Professionen: Eine
Forschungsstudie zu Zusammenarbeit, Strukturen und gelingender Praxis. Weinheim
und Basel. Beltz Juventa.

6. Abbildungsverzeichnis

7. Tabellenverzeichnis

Abbildung 1: Bedingungsmodell ADHS bei Erwachsenen

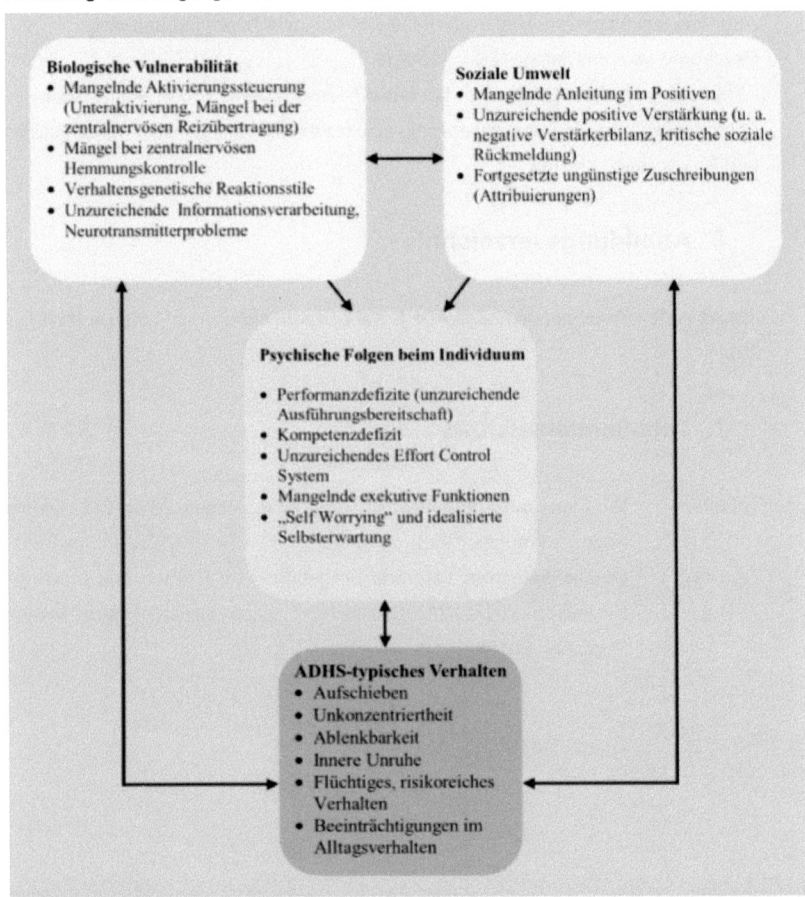

Tabelle 1: Wender-Utah-Kriterien (nach Klöppel & Jessen 2018: 272, Darstellung nach Wender, 1998)

Kriterium	Symptome
Aufmerksamkeitsstörung	Unvermögen, Gesprächen zu folgen; Ablenkbarkeit; Schwierigkeiten, sich auf Schriftliches zu konzentrieren; Vergesslichkeit; häufiges Verlieren von Gegenständen

Motorische Hyperaktivität	Gefühl innerer Unruhe; Unfähigkeit, sich zu entspannen oder sitzende Tätigkeiten durchzuhalten; dysphorische Stimmungslage bei Inaktivität
Affektlabilität	Häufige und schnelle Stimmungswechsel innerhalb von Stunden und Tagen
Desorganisiertes Verhalten	Unzureichende Planung und Organisation von Aktivitäten; planloses Wechseln von einer Aufgabe zur nächsten, ohne dass eine Aufgabe tatsächlich abgeschlossen wurde; Probleme beim Zeitmanagement
Affektkontrolle	Permanente Reizbarkeit; geringe Frustrationstoleranz; Wutausbrüche
Impulsivität	Dazwischenreden; Ungeduld; kaum überdachte Handlungen
Emotionale Überreagibilität	Kein adäquater Umgang mit alltäglichen Stressoren; überschießende oder ängstliche Reaktionen

Tabelle 2: Deutschsprachige validierte Fragebögen für Erwachsene (nach Klöppel & Jessen 2018: 272, Darstellung nach Gross, Figge, Matthies & Philipsen, 2015)

Messinstrumente	Art des Verfahrens
Adult-ADHD-Self-Report-Scale-v1.1 (ARS)	Selbst- und Fremdbeurteilungsverfahren, WHO-autorisiert
Conners Skalen zu Aufmerksamkeit und Verfahren für Erwachsene (CAARS)	Selbst- und Fremdbeurteilungsverfahren
Homburger ADHS-Skalen für Erwachsene (HASE)	Selbst- und Fremdbeurteilungsverfahren
Integrierte Diagnose der ADHS im Erwachsenenalter (IDA)	Selbst- und Fremdbeurteilungsverfahren
ADHS Screening für Erwachsene (ADHS-E)	Selbstbeurteilungsverfahren
Kölner ADHS-Test für Erwachsene (KATE)	Selbstbeurteilungsverfahren

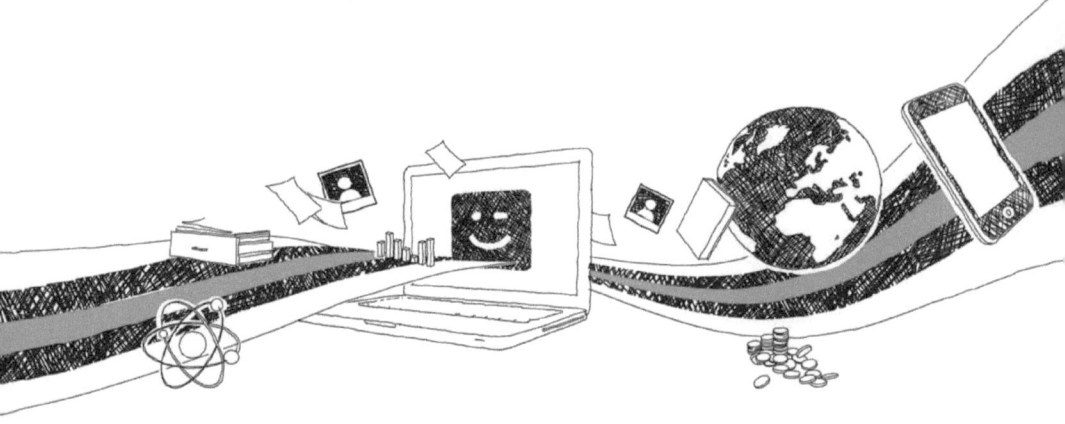
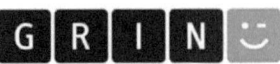